DE

QUELQUES INFIRMITÉS

DE LA MAIN DROITE

QUI S'OPPOSENT A CE QUE LES MALADES PUISSENT ÉCRIRE,

ET DU MOYEN DE REMÉDIER A CES INFIRMITÉS;

TRAVAIL PRÉSENTÉ A L'ACADÉMIE ROYALE DES SCIENCES DE L'INSTITUT DANS SA SÉANCE DU 7 JUILLET 1845,

PAR J.-J. CAZENAVE,

Médecin à Bordeaux, membre correspondant de l'Académie royale de médecine de Paris, des sociétés *Huntérienne* de Londres, Médico-Chirurgicales de Bologne et de Berlin, des Sciences médicales et naturelles de Bruxelles, de Bruges; des Sociétés de médecine de Hanovre, de la Nouvelle-Orléans, de Lyon, de Toulouse, de Marseille, de la Société des Médecins du grand-duché de Baden, et secrétaire-général de la Société médicale d'émulation de Bordeaux.

A PARIS,

CHEZ J.-B. BAILLIÈRE,

Libraire de l'Académie royale de Médecine, rue de l'École-de-Médecine, 17.

A BORDEAUX,

CHEZ L'AUTEUR, FOSSÉS DE L'INTENDANCE, 45.

—

1846.

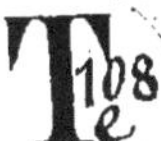

DE QUELQUES INFIRMITÉS

DE LA MAIN DROITE

QUI S'OPPOSENT A CE QUE LES MALADES PUISSENT ÉCRIRE,

et du moyen

DE REMÉDIER A CES INFIRMITÉS.

Bordeaux. — Imprimerie de Balarac jeune, rue du Temple, 7.

DE

QUELQUES INFIRMITÉS

DE LA MAIN DROITE

QUI S'OPPOSENT A CE QUE LES MALADES PUISSENT ÉCRIRE,

ET DU MOYEN DE REMÉDIER A CES INFIRMITÉS ;

TRAVAIL PRÉSENTÉ A L'ACADÉMIE ROYALE DES SCIENCES DE L'INSTITUT DANS SA SÉANCE DU 7 JUILLET 1845,

PAR J.-J. CAZENAVE,

Médecin à Bordeaux, membre correspondant de l'Académie royale de médecine de Paris, des sociétés *Huntérienne* de Londres, Médico-Chirurgicales de Bologne et de Berlin, des Sciences médicales et naturelles de Bruxelles, de Bruges ; des Sociétés de médecine de Hanovre, de la Nouvelle-Orléans, de Lyon, de Toulouse, de Marseille, de la Société des Médecins du grand-duché de Baden, et secrétaire-général de la Société médicale d'émulation de Bordeaux.

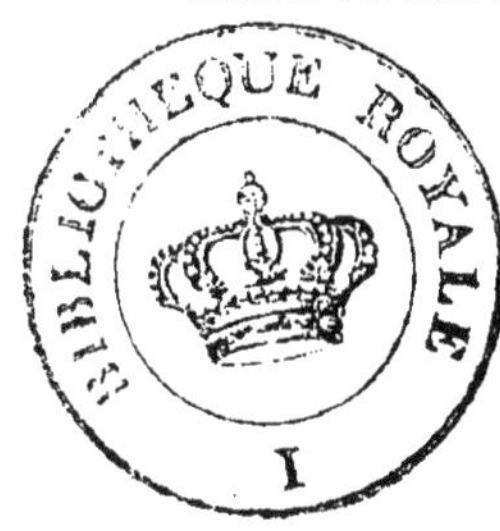

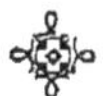

A PARIS,

CHEZ J.-B. BAILLIÈRE,

Libraire de l'Académie royale de Médecine, rue de l'École-de-Médecine, 17.

A BORDEAUX,

CHEZ L'AUTEUR, FOSSÉS DE L'INTENDANCE, 45.

1846.

A de très-rares exceptions près aujourd'hui, nos rayons de bibliothèques sont surchargés de livres servilement copiés d'autres livres, ou ne contenant que le travail brut de la science, que des observations écrites avec talent, sans doute, mais sans le génie qui, seul, peut faire servir ces observations aux progrès de notre art. Donc, par le temps qui court, on serait mal venu, ce me semble, à ne publier que des redites, à n'être qu'un habile copiste ou qu'un collecteur de faits, et il faudra désormais, si on veut être lu, si on veut être utile, n'écrire et n'affronter les hasards dangereux de la publicité que lorsqu'on aura des vues nouvelles, des faits importans ou très-rares, des découvertes réelles à faire connaître au monde savant, vues, faits et découvertes dont la critique fera d'ailleurs bonne et sévère justice.

Bien que nous soyons assez riches en œuvres originales et portant le cachet du génie, nous sommes cependant ignorans de certaines choses, de certains faits, de certaines maladies, de quelques infirmités qu'on a dédaigné d'étudier, dont on n'a même pas parlé, ou qu'on ne trouve indiquées qu'incidemment à propos d'autres sujets, et dans des termes fort obscurs. Malgré ces lacunes essentielles, et dans l'espoir de les trouver comblées dans quelque ouvrage, force nous est à nous, médecins vulgaires ou haut placés, de tout lire, de tout feuilleter, de tout consulter, pour découvrir une vérité, pour connaître un fait intéressant qui n'est pas de la monnaie courante, enseveli qu'il est, assez souvent, dans un livre tout poudreux et oublié. C'est assurément là une bien misérable occupation pour des esprits légers ou pour les praticiens *en faveur* desquels on publie de nos jours certains formulaires et certains traités de matière médicale et de thérapeutique, qui sont des armes à deux tranchans dans des mains inexpérimentées. Quels seront d'ailleurs les médecins honorables qui voudront s'exposer à commettre ce que j'appelle des crimes de lèse-humanité par cause d'ignorance, ou à demeurer les bras croisés en présence de ces mille et un Protées maladifs pour l'étude desquels une vie d'homme ne saurait suffire ? Sans doute l'art est impuissant dans une foule de cas, mais faut-il donc que, découragés par cette impuissance, qu'il faut bien avouer en toute humilité, nous jetions nos bonnets de docteur par dessus les moulins, et que nous renoncions à l'étude d'une science illustrée par un certain nombre de médecins auxquels la nature a donné le génie ? Non certes. Bien que les admirables facultés de l'homme aient leurs limites, les progrès incessans de la médecine et de la chirurgie doivent nous rassurer, et telles découvertes, tels faits, telles acquisitions thérapeutiques que nous ne soupçonnons même pas à l'heure qu'il est, nous apparaîtront plus tard brillantes et durables, et seront très-probablement mises au rang des conquêtes faites au profit de l'humanité.

Quelque déplacé que ce préambule puisse paraître, je le crois utile dans l'occurrence et à propos du sujet que je traite, puisque, d'une part, on trouve à peine des traces de certaines maladies dans les ouvrages de médecine ou de chirurgie les mieux famés et les plus répandus, et que, d'un autre côté, je n'ai découvert nulle part, soit dans les bibliothèques de Paris, que j'ai fouillées en juin et novembre derniers (1845), soit dans la mienne, soit dans celles de mes amis, une page, une ligne, un seul mot signalant clairement quelques-unes des désespérantes infirmités dont je m'occupe dans ce travail. Je sais bien que notre Ambroise Paré a fait construire des mains artificielles par le petit Lorrain, serrurier de Paris[1]; que le père

[1] *OEuvres complètes d'Ambroise Paré, revues et collationnées sur toutes les éditions*, etc., par J.-F. Malgaigne, tom. II, pages 615-618. Paris, 1840.

Sébastien, carme, mécanicien très-ingénieux, en fit voir une non achevée à l'académie des sciences (1675); que plusieurs autres ont été présentées à l'ancienne académie de chirurgie, à la faculté de médecine de Paris; que Grœfe, de Berlin, publia un ouvrage allemand (1812) dans lequel on trouve la gravure d'une main artificielle qu'il avait imaginée. Mais toutes ces machines ont pour but de suppléer à la perte des mains, et personne, que je sache, n'a encore cherché, comme je l'ai fait, à remédier aux infirmités de la main droite qui s'opposent à ce que les malades puissent écrire, à moins qu'on ne prenne pour de tels moyens le mode brutal de Vespasien, qui *guérissait*, DIT-ON, à Alexandrie, les gens paralysés de la main et les aveugles, en foulant les uns sous les pieds, et en crachant au visage et aux yeux des autres. *Alius, manu œger, ut pede et vestigio Cœsaris calcaretur orabat; alius in remedium cœcitatis exposcens ut genas et oculorum orbes princeps dignaretur respergere oris excremento; quod Vespasianus ipse lœto vultu et erecta quæ stabat multitudine exsequitur; statimque conversa ad usum manus, ac cæco reluxit dies*[1].

Ces quelques mots d'introduction seraient par trop ambitieux, outrecuidans même si j'avais eu l'intention de les dire à propos de ce travail. J'ai entendu parler de la science en général, de ce qui se passe, de ce qui est, mais voilà tout.

[1] Tacit., *lib. IV.*

FAITS.

OBSERVATION PREMIÈRE.

Impossibilité de tenir une plume et d'écrire avec le pouce de la main droite. — *Fait tiré de la pratique de l'auteur de ce travail.*

Je fus consulté, il y aura tantôt dix-sept ans, par un habitant de Cadillac-sur-Garonne, pour une infirmité qui consistait dans l'impossibilité de tenir une plume et d'écrire avec le pouce de la main droite. Cet appendice exécutait d'ailleurs tous les mouvemens, aidait à saisir les corps, à les presser, et contribuait on ne peut mieux à certains exercices pour lesquels il fallait à la fois une certaine force et une grande précision.

Des médications, rationnelles d'abord puis empiriques, ayant été conseillées par moi sans succès, M. B...... consulta le docteur Conilh, de Bordeaux, dont les avis ne furent pas très-exactement suivis. — Aucun résultat avantageux ne fut obtenu.

OBSERVATION DEUXIÈME.

Spasme des petits muscles du pouce de la main droite s'opposant aux mouvemens nécessaires pour tenir la plume et pour écrire. — Acupuncture de ces petits muscles, et séton les traversant. — Guérison momentanée. — *Stroméyer, de Hanovre.*

Mon savant ami le professeur Stroméyer, chirurgien du roi de Hanovre, m'a communiqué le fait suivant dans une des lettres de son instructive correspondance avec moi :

« M. M..... avait perdu la faculté d'écrire avec la main droite depuis un an, et fut forcé de le faire avec la main gauche. Je trouvai, en le voyant s'exercer, que cette perte de la faculté d'écrire était due à un spasme des petits muscles du pouce qui ne se faisait sentir qu'au moment où il voulait se mettre à l'œuvre. La main était capable de tout autre mouvement volontaire. L'acupuncture des petits muscles le mettait en état de tenir la plume et de tracer quelques mots. Alors je passai un séton de deux fils de soie, du dos de la main par le muscle *abductor indicès*, en bas par les petits muscles du pouce. Ce séton fut maintenu pendant cinq semaines en le mouillant chaque matin avec une solution d'opium et d'extrait de belladone. Après cela, ce jeune homme a entièrement recouvré le pouvoir de se servir de cette main pour l'écriture. Pendant que le séton traversait les petits muscles, leur action était anéantie, et le pouce se trouvait dans une abduction complète. »

Depuis cette communication, le docteur Stroméyer a bien voulu m'informer que cette cure n'avait duré qu'environ quatre mois, et que l'impossibilité d'écrire s'était reproduite.

OBSERVATION TROISIÈME.

Cinquante ans. — Palpitations de cœur. — Impossibilité d'écrire dépendant d'un défaut d'action du pouce de la main droite. — Compression méthodique et modérée de l'avant-bras produisant une amélioration momentanée. — Autres médications donnant des résultats favorables, mais pendant quelques jours seulement. — Une compression modérée du bras amène la guérison. — *Fait tiré de la pratique de l'auteur de ce travail.*

M. X..., négociant, âgé de cinquante ans, d'une constitution éminemment nerveuse, très-impressionnable, un peu bègue, ruiné en 1830, et réduit, pendant près de deux ans, à ne savoir comment il se procurerait chaque jour les choses de première nécessité pour sa nombreuse famille, me consulta en mars 1833 pour des palpitations de cœur dont le docteur Boulla l'avait débarrassé une première fois, et qui cédèrent à l'usage de quelques moyens fort simples. Quatre ou cinq mois plus tard il éprouva de la difficulté pour écrire, précisément alors qu'il était obligé d'accepter une place de teneur de livres dans une maison de commerce, et de faire des écritures chez lui pour augmenter ses ressources.

Dès que M. X... s'asseyait au comptoir, la crainte de mal écrire le préoccupait tellement qu'il s'exerçait long-temps pour rompre le pouce de la main droite au travail, disait-il. Quand il se croyait à peu près sûr de bien écrire sur les livres, il cherchait la position la plus commode pour que les mouvemens de sa main et de ses doigts fussent aussi libres que faire se pouvait. Mais dès qu'il tenait sa plume, le pouce se portait involontairement en arrière, puis en dehors et lâchait prise. Recommençant ainsi plusieurs fois de suite, il finissait par écrire assez mal et avec de si pénibles efforts qu'il en était malade. Dans certains momens le pouce n'obéissait plus à la volonté, lâchait la plume, ou la tenait si peu pressée contre l'index et le médius, qu'elle tournait sur son axe et ne traçait plus que des lettres informes.

Chose singulière ! dès que quelque chose distraisait ou préoccupait vivement M. X..., le pouce obéissait, ses mouvemens étaient normaux, s'harmonisaient avec ceux des autres doigts, l'écriture était facile, nette et courante.

La compression méthodique et modérée de l'avant-bras rendit les mouvemens du pouce plus faciles pendant à peu près trois semaines, mais voilà tout. —

Des frictions sèches, l'application de quelques sangsues faite sur le trajet du nerf radial, où le malade accusait de la douleur, produisirent momentanément de bons effets. Douze ou quatorze commotions électriques, administrées prudemment par mon confrère et ami le docteur Auguste Bermond, médecin du collége royal de Bordeaux, procurèrent un amendement si marqué, que je crus à la possibilité d'une guérison radicale. Vain espoir! Tous ces moyens et bien d'autres encore n'eurent toujours pour résultat qu'un mieux rapide sans durée.

En somme, la main droite et le pouce lui-même étaient aptes à tout autre chose qu'à tenir la plume, qu'à la faire courir sur le papier.

Des circonstances heureuses ayant permis à M. X... de se démettre de son emploi de teneur de livres, je lui conseillai de faire le menuisier. Cet exercice lui fit le plus grand bien pendant deux mois, et ce ne fut que lorsque de nouvelles occupations l'arrachèrent à celle qui avait beaucoup d'attraits pour lui, que le pouce de la main droite cessa d'être à ses ordres pour écrire.

La position de M. X... s'étant aggravée de nouveau, et force lui étant de beaucoup travailler et de beaucoup écrire, nous décidâmes qu'il comprimerait modérément le bras au niveau de l'empreinte deltoïdienne, en usant, pour cela, d'un serre-bras lacé et assez large pour embrasser le tiers moyen du bras.

Depuis bientôt trois ans que la compression est permanente, le pouce a repris la plénitude de ses fonctions, et M. X... écrit avec la même facilité et la même prestesse que s'il n'avait jamais rien éprouvé.

OBSERVATION QUATRIÈME.

Cinquante-huit ans. — Pouce de la main droite pris d'une espèce de paralysie ou de spasme intermittens s'opposant aux mouvemens nécessaires pour écrire. — Médications inutiles. — Non guérison. — *Fait tiré de la pratique de l'auteur de ce travail.*

Je me trouvai par hasard chez une somnambule[1] avec un monsieur âgé de cinquante-huit ans, chef de comptabilité au service de l'une des compagnies les plus importantes de Paris contre l'incendie. Ce monsieur me dit avoir demandé des avis à son médecin, le docteur Mirambeau, pour une infirmité qui allait toujours en croissant, et l'obligerait très-incessamment,

[1] Étant à Paris au mois de juin 1840, chez mon ami M. Reymond, j'entendis parler d'une cure *merveilleuse* de névrose gastro-intestinale, faite par une somnambule sur une jeune dame appartenant à une famille très-haut placée dans le monde financier. Les parens de cette malade sachant que M. Reymond s'intéressait vivement au fils d'un de ses meilleurs amis, qui était porteur d'une maladie chronique pour laquelle les docteurs Villeneuve, Louis et Martin-Solon avaient été appelés à lui don-

disait-il, de renoncer à un emploi qui était sa seule ressource. Cette infirmité consistait dans la presque impossibilité où il se trouvait, quatre, cinq et jusqu'à six fois dans la même journée, de se servir du pouce de la main droite pour tenir une plume et pour écrire.

Dès que cet employé arrivait à son bureau et qu'il prenait la plume, le pouce exécutait on ne peut mieux tous les mouvemens nécessaires pour écrire; mais cette précision de mouvemens cessait alors qu'une contention d'esprit survenait, ou que le bureaucrate était impressionné par quoi que ce fût, ou que la crainte de

ner des soins, l'engagèrent beaucoup à faire en sorte qu'on allât prendre les avis de la pythonisse. Saisissant cette occasion de voir les jongleries magnétiques d'une femme dont un médecin de Paris se faisait l'interprète et le compère salarié, je demandai qu'on voulût bien me confier le jeune malade pour l'accompagner auprès de la mystérieuse sibylle.

Au premier étage d'un hôtel de la rue du Coq-Saint-Honoré, nous trouvâmes une élégante femme de chambre qui nous introduisit dans un salon d'attente, à peine éclairé par un jour de boudoir. Là nous attendîmes notre tour trois quarts d'heure, trois quarts d'heure pendant lesquels une *affidée* prôna les cures *admirables* obtenues par la somnambule, tout en cherchant à savoir quelle était la maladie dont chacun des consultans était porteur.

Nous fûmes enfin introduits auprès d'une jeune et jolie femme endormie, assise sur un moelleux divan, parfaitement mise, et jouant le somnambulisme magnétique à ravir. Dès qu'un certain monsieur l'eut mise en communica-

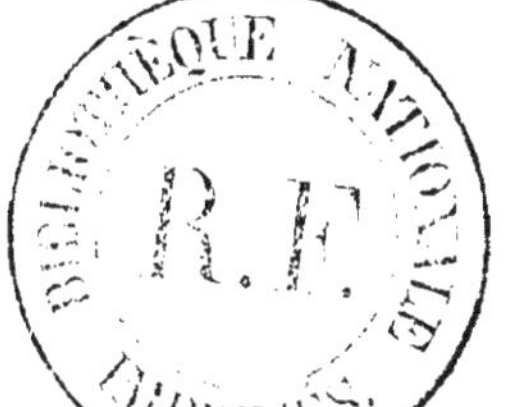

voir le pouce droit *se refuser* au service qu'il en attendait le préoccupait. Il était arrivé plusieurs fois au même employé de voir sa plume s'échapper de ses doigts sans qu'il en eût la conscience, et cela parce que le pouce abandonnait cet instrument en cessant de le presser et de le tenir entre l'index, le médius et lui.

Le docteur Mirambeau avait inutilement prescrit des douches alcalines, sulfureuses, des frictions faites avec la strychnine, les teintures de cannelle, de cantharides, des sangsues à l'anus, le repos pendant un mois, l'habitation à la campagne et des distractions.

tion avec le jeune homme qu'on m'avait confié, les scènes les plus ridicules et les plus niaises commencèrent. Cette somnambule, que je croyais être, sinon quelque chose de très-relevé, mais tout au moins une femme ayant l'usage du monde et quelque amabilité, avait une voix de basse-taille enrouée, s'exprimait fort mal, questionnait le malade comme aurait pu le faire une commère de la place Maubert, et lui expliquait les choses à la façon de Sganarelle disant à Géronte : « Nous autres grands médecins, nous connaissons d'abord les choses ; un ignorant eût été embarrassé, et vous eût été dire : C'est ceci, c'est cela ; mais moi, je touche au but du premier coup, et je vous apprends que *ce malade est essoufflé.* »

Tout à côté de cette femme, dont le faire maladroit et grossier inspirait le dégoût, s'était assis un médecin, oui lecteurs, un médecin, qui écrivit sous sa dictée des prescriptions qui n'avaient pas le sens commun. — Ces prescriptions nous furent remises signées par ce docteur !....

Tous ces moyens avaient été impuissans pour combattre l'infirmité dont il s'agit.

OBSERVATION CINQUIÈME.

Quarante-sept ans. — Tremblement convulsif des trois premiers doigts de la main droite. — Écartement involontaire de ces mêmes doigts. — Impossibilité d'écrire. — Guérison pendant deux ans ; rechute, puis incurabilité. — *Heyfelder, Gazette Médicale de Berlin*, **1833.**

Le docteur Heyfelder a décrit, dans la *Gazette Médicale de Berlin*, année 1833, sous le nom de *crampe*

Cette mauvaise plaisanterie coûta vingt francs à mon jeune homme, qui ne comptait guère sur d'heureux résultats.

Fortement intrigué, non pas par la somnambule au joli visage et à la voix enrouée, mais par le médecin jadis honorable et fort instruit d'ailleurs, qui avait cette devineresse à ses gages et à sa dévotion, pour exploiter le bon public de Paris, qui est d'une crédulité fabuleuse, je me présentai seul le lendemain, et trouvai dans le salon d'attente plus de vingt personnes auxquelles on avait donné des numéros d'ordre. Là, je fis le malade, jouai l'étonnement, pus étudier de cette façon les allures obséquieuses comme le charlatanisme doré de *notre confrère*, et me mêlai à la conversation de ces pauvres dolens qui ne tarissaient pas d'éloges sur les cures qu'on leur avait dit avoir été faites par la somnambule.

Le malade qui fait le sujet de cette quatrième observation était un des consultans, et ce fut en attendant son tour qu'il me parla de son infirmité.

des doigts, une affection qui a quelque analogie avec celles qui font le sujet des observations précédentes. — Cette crampe consiste, dit-il, dans un tremblement convulsif des trois premiers doigts de la main droite qui fait divaguer la plume sur le papier, et dans un écartement involontaire de ces mêmes doigts qui les force à lâcher la plume. Hors de l'action d'écrire, ils jouissent de la même force, de la même adresse, de la même sûreté et de la même promptitude de mouvement.

Le libraire éditeur de ce journal (*Gazette Médicale de Berlin*), M. Enslin, âgé aujourd'hui de quarante-sept ans, et d'une santé remarquable sous tous les autres rapports, fut atteint, en 1818, de ce genre de maladie nerveuse. Les manuluves dans l'eau-de-vie chaude, les frictions avec des linimens volatils, les douches, les bains de vapeur (on croyait avoir affaire à un rhumatisme), furent employés tour à tour mais sans succès. M. Albert fit ouvrir un cautère à égale distance de l'acromion et de la septième vertèbre cervicale, et prescrivit au malade d'augmenter le diamètre de sa plume en la fichant dans un bouchon. Trois mois après, M. Enslin écrivait aussi facilement que jamais et sans le secours du bouchon. Au bout de deux ans il se crut radicalement guéri, laissa fermer le cautère, et retomba par degré, en moins de six mois, à son premier état. M. Albert proposa deux raies de feu sur l'épaule; le malade rejeta ce moyen sévère, se mit à écrire de la main gauche, et ne tarda pas à y éprouver les mêmes symptômes que de la main droite, quoique moins prononcés. — L'électricité, les bains, les douches, la pommade stibiée, la noix vomique à haute dose, cinq moxas, etc., ont été employés inutilement depuis lors.

OBSERVATION SIXIÈME.

Trente ans. — Tremblement de la main droite — Pouce droit ne pouvant pas tenir la plume. — Guérison obtenue à l'aide d'un petit appareil. — *Fait tiré de la pratique de l'auteur de ce travail.*

M. N...., âgé de trente ans, de haute taille, blond et grêle, d'une constitution nerveuse et lymphatique, très-irritable et ne pouvant supporter aucune contrariété, me fut présenté le 13 avril 1837 par le docteur Blanc-L'œil, à Angoulême, lorsque je fus appelé dans cette ville par mes honorables confrères MM. Thourette et Clausure pour voir une de leurs clientes. Ce malade, au visage pâle, aux joues creuses, aux traits tiraillés et à l'œil brillant, avait eu une enfance maladive et une première dentition orageuse, première dentition durant laquelle il s'était manifesté quelques symptômes cérébraux inquiétans, et un commencement de carreau. Vers l'âge de onze ou douze ans, les parens de ce jeune homme crurent s'apercevoir qu'à la suite d'une céphalalgie très-intense, qui avait duré trois jours, et dont le docteur Blanc-L'œil n'avait pu le débarrasser qu'en le saignant assez copieusement, les membres thoracique et pelvien droits étaient demeurés, non point paralysés, mais *froids, engourdis et inactifs*, selon l'expression du malade.

A quatorze ans seulement, M. N.... fut mis dans un collége où il contracta bientôt l'habitude de se masturber. Les excès qu'il commit à cet endroit compromirent de nouveau sa santé; l'intelligence perdit de sa netteté, une petite toux sèche survint, la maigreur fit des progrès rapides, et le malade était dans un état presque désespéré lorsque son médecin s'aperçut qu'il ne pouvait plus tenir un corps, quel qu'il fût, avec le pouce de la main droite appuyé contre l'index et le médius. Des soins bien entendus et minutieusement dirigés par la mère de M. N...., parvinrent à le mettre en état de continuer ses classes.

Depuis cette époque la santé du malade n'avait reçu aucune atteinte, et il écrivait seulement avec quelque peine, toujours à cause de la difficulté qu'il éprouvait à faire exécuter à son pouce droit les manœuvres nécessaires pour tenir la plume et pour écrire.

Dans le courant du mois de mai 1844, M. N...., appartenant maintenant à une administration, sentit s'augmenter les difficultés qu'il éprouvait déjà pour écrire, bien qu'il pût se servir de son pouce pour de tout autres usages. Très-préoccupé de cet état, qui pouvait être une cause de destitution, il demanda un congé et vint me consulter à Bordeaux pour suivre résolument le traitement que je lui indiquerais.

L'examen de la main droite, fait à diverses heures de la journée, me permit de constater ce qui suit : Cette main tout entière, bien qu'appuyée et dans une bonne position, était prise d'un tremblement à peine perceptible, qui augmentait dès que le malade s'en occupait, et disparaissait presque lorsqu'il était distrait. A part ce phénomène, M. N.... se servait de sa main comme tout le monde s'en sert; seulement le pouce ne pouvait pas tenir la plume, et force était au consultant, qui était obligé d'écrire assez long-temps chaque jour sous peine de perdre son emploi, de le faire avec les doigts index et médius entre lesquels il logeait sa plume, à l'instar des personnes qui ont perdu le pouce tout entier ou la phalange unguéale seulement.

La compression du bras, faite comme je l'ai indiqué pour le sujet de la troisième observation, ne réussit qu'imparfaitement, gênait le malade, l'impatientait beaucoup, et serait, par cela même, devenue impossible. Je résolus alors de recourir à un autre moyen qui me semblait devoir réunir deux avantages, l'un de permettre à M. N.... d'écrire sans fatigue et sans préoccupation, l'autre de combattre les tendances vicieuses du pouce en le contraignant à garder long-temps une position donnée, mais seulement en écrivant.

Je procédai, pour ce malade, comme je l'indiquerai à l'article *traitement* de ce travail. Après quelques jours de l'exercice que je prescrivis à M. N...., il n'en était pas fatigué, écrivait presqu'aussi bien que lorsqu'il avait l'entière liberté de ses doigts, et trouvait déjà qu'il y avait un immense avantage à ne plus se préoccuper des difficultés toujours croissantes qu'il éprouvait à tenir son emploi.

Après s'être servi pendant trois mois du procédé que j'ai imaginé, M. N.... trouva que son pouce droit avait recouvré tous ses mouvemens, et qu'il pouvait écrire sans le secours de l'appareil.

Quoi qu'il en fût de cet heureux résultat, mon client vit bientôt se reproduire l'infirmité qui l'avait préoccupé si long-temps, et force lui fut de se soumettre à ne plus écrire qu'en recourant à l'expédient qui lui avait si bien réussi, expédient qui n'a rien de gênant, et auquel on s'habitue facilement après quelques jours d'exercice.

OBSERVATION SEPTIÈME.

Cinquante-quatre ans. — Tremblement de tous les doigts des deux mains. — Difficultés extrêmes pour écrire. — Compression du bras inutile. — Application de mon appareil produisant les meilleurs résultats. — *Fait tiré de la pratique de l'auteur de ce travail.*

Je fus consulté en février 1842 par le caissier d'une maison de commerce, homme de cinquante-quatre ans, maigre, nerveux, impressionnable, auquel des malheurs immérités et incessans, pendant près de dix ans, avaient fait perdre une belle position. Il me dit avoir un tremblement continuel des deux mains, mais principalement du pouce et de l'index de la main droite, tremblement qui lui faisait éprouver d'assez sérieuses difficultés pour écrire. Ce monsieur, qui était d'une grande sobriété et de mœurs irréprochables, avait remarqué qu'il tremblait davantage lorsque ses calculs de caisse exigeaient une certaine application, ou que quelqu'un le regardait écrire pendant quelques minutes. Du reste, toutes les impressions qu'il recevait, bonnes ou mauvaises, aggravaient son état, habituellement très-nerveux, partant le tremblement des doigts, et conséquemment les difficultés pour écrire.

Dans ce cas-ci j'essayai encore de comprimer le bras avec le bracelet lacé que j'ai décrit. Cette compression ne produisit pas une grande diminution dans le tremblement des doigts, et ne donna une certaine assiette et de la régularité aux mouvemens de ces appendices de la main qu'en la faisant forte au point de gêner le retour du sang, de tuméfier et d'engourdir tout le membre, ce qui me força de renoncer à cette manœuvre.

Énumération de quelques autres maladies de la main et des doigts s'opposant à ce qu'on puisse écrire.

Malheureusement, et à part les infirmités que j'ai signalées dans les sept observations que je viens de rapporter, la main et les doigts sont exposés à de graves et à de nombreuses maladies, qui annullent, amoindrissent ou dénaturent leurs fonctions. Je ne m'occuperai ici que de celles que j'estime ne pas devoir faire perdre la faculté d'écrire si on recourt au moyen que je propose, et que j'ai fait essayer avec un plein succès à des personnes porteurs de l'une des infirmités en question. Heureux si je puis atteindre le but que je me suis proposé, celui de venir en aide à des malheureux de toutes les classes, condamnés jusqu'ici à ne pas pouvoir écrire, et aux fâcheuses conséquences qu'entraîne pour tous, sans exception, la perte d'un moyen de communication aussi précieux !

La roideur des doigts occasionnée par la goutte et le rhumatisme, la paralysie d'un ou de plusieurs de ces appendices de la main, leur paralysie partielle, leur adhérence entre eux, leur inclinaison latérale, quelques-unes des conséquences du panaris, quelques plaies de la main et des doigts, certains vices de conformation des mêmes parties, tels que l'absence du pouce citée par Mauriceau ; qu'une main composée de deux doigts seulement, l'auriculaire et le pouce, dirigés l'un vers l'autre[1]; tels encore que l'absence de la deuxième phalange, ou l'atrophie partielle des phalanges, d'ailleurs régulières[2] ; toutes ces maladies de la main droite ne s'opposent pas absolument, selon moi, à ce qu'on puisse faire écrire les personnes qui en sont affligées.

On devra comprendre, néanmoins, que je n'ai pas la prétention d'arriver au même résultat quand il s'agira de la flexion permanente des doigts, tenant, soit à une affection articulaire, soit à des cicatrices cutanées de leur face palmaire, soit à une maladie des muscles extenseurs, soit à une affection des fléchisseurs, soit enfin à une affection de l'aponévrose palmaire ou des parties fibreuses qui en dépendent, affections sur les dificultés de laquelle M. Goyraud, d'Aix, jeta un grand jour, il y a quelques années, en présentant à l'Académie de médecine des pièces

[1] Cruveilhier, *Anatomie pathologique du corps humain*, t. II, trente-huitième livraison, planche 1, figures 1 et 2.

[2] Ménière, *Archives générales de médecine*, première série, tom. XVI, pag. 378.

disséquées et un excellent mémoire [1], bien que le professeur Valpeau eût, plus d'une année avant cette publication, et avant ce qu'avait dit Dupuytren lui-même à ce sujet, bien, dis-je, que M. Valpeau eût émis des idées analogues dans la seconde édition de son anatomie chirurgicale.

Désirant ardemment, je le répète, venir au secours des malheureux qui n'ont jamais pu écrire, ou qui ont perdu la faculté de se livrer à cet acte de la main et des doigts dirigés par l'intelligence, il m'a semblé utile d'appliquer aux infirmités que j'ai énumérées plus haut, le moyen bien simple dont je me suis déjà servi chez les malades dont j'ai donné les observations dans ce travail.

Causes des maladies de la main et des doigts qui font le sujet des observations consignées dans ce travail [2].

Rien de plus rare assurément, de plus singulier et de plus inexplicable que la maladie du pouce de la

[1] *Mémoires de l'Académie royale de médecine*, tom. III, pag. 489, 500. — (1834.)

[2] Si, alors que très-jeune encore, et sortant à peine de dessus les bancs de l'école, j'étais enthousiaste, avide d'apprendre, avide d'explications et de théories, l'âge, l'expérience et de nombreux mécomptes aidant, je suis devenu *un expérimentateur presque servile, résistant aux explications, me hasardant à peine à grouper quelques analogues tant j'ai peur des systèmes;* j'arriverais presque, tant le schisme est

main droite observée chez les sujets des quatre premiers faits rapportés dans ce mémoire.

En quoi consiste cette maladie ? quelle est sa nature ? quelles sont ses causes ? J'avoue que je n'en sais rien, et que je suis même assez peu disposé à me mettre en frais pour épeler quelques mots touchant l'étiologie d'une infirmité dont l'histoire n'a jamais été faite, et qui ne peut gagner que fort peu de chose à être ébauchée par des mains aussi inexpérimentées que les miennes. Mes lecteurs et moi serions-nous d'ailleurs bien avancés d'apprendre que cette maladie consiste dans une perturbation locale de la myotilité (*contractilité musculaire*) qui empêche les mouvemens du pouce nécessaires pour écrire ? Certainement, non. — Je crois bien que l'anatomie, la physiologie et la physiologie pathologique de la main et des doigts aidant, je pourrais essayer de dire les causes probables de l'affection dont il s'agit, et aller peut-être jusqu'à avancer que la lésion, dans la myotilité, ne révèle pas une lésion dans les muscles eux-mêmes, mais qu'elle est l'expression de lésions, soit dans les nerfs, soit dans la moelle épinière, soit dans le cerveau. Mais cette explication serait-elle

grand touchant les théories et la pratique médicales, à devenir un grossier et un inintelligent praticien, si je n'avais à cœur de toujours me tenir au courant de la science, et de tenir compte de ses progrès, quand véritables progrès il y a, ce qui est rare.

concluante, et satisferait-elle des esprits sérieux ? non, certes. Et d'ailleurs quels résultats ont obtenu dans l'espèce les médecins assurément très-distingués qui ont eu à traiter les deux malades que j'ai cités ? absolument aucun, quoiqu'ils aient fait du rationalisme, et qu'ils se soient évertués à combattre les causes probables de cette infirmité.

Quant au tremblement de la main ou des doigts observé sur les sujets des cinquième, sixième et septième observations, il tient tantôt à une des formes de la myélite, tantôt à une grande irritabilité nerveuse, et d'autres fois à l'affaiblissement qui résulte de l'âge.

Symptômes des maladies de la main et des doigts qui font le sujet des sept observations consignées dans ce travail.

Observation première. — Impossibilité de tenir une plume et d'écrire avec le pouce de la main droite. Tous les autres mouvemens de cet appendice sont faciles et normaux.

Observation deuxième. — Spasme des petits muscles du pouce n'apparaissant qu'au moment d'écrire. La main exécute d'ailleurs très-bien tous ses mouvemens.

Observation troisième. — Légères difficultés pour écrire, augmentant par la crainte de mal faire ce genre de travail. Dès que la plume est saisie par les trois premiers doigts, le pouce se porte involontairement en arrière, puis en dehors, et lâche prise. Le pouce obéit, ses mouvemens sont normaux, s'harmonisent avec ceux des autres doigts, l'écriture est nette, facile, courante, dès que quelqu'un ou quelque chose distrait ou préoccupe fortement le malade. Du reste la main droite et le pouce lui-même sont aptes à tout autre chose qu'à tenir la plume et qu'à écrire.

Observation quatrième. -- Impossibilité de se servir du pouce de la main droite pour tenir une plume et pour écrire se renouvelant quatre, cinq et jusqu'à six fois dans la même journée. Une contention d'esprit, la crainte de mal écrire, les préoccupations occasionnent à l'instant même le défaut de précision dans les mouvemens nécessaires pour écrire.

Observation cinquième. — Tremblement convulsif, puis écartement involontaire des trois premiers doigts de la main droite, tremblement et écartement qui s'opposent à ce qu'on puisse tenir la plume. Hors de l'action d'écrire, ces doigts jouissent de la même force, de la même adresse, de la même sûreté et de la même promptitude de mouvement.

Observation sixième. — Le pouce de la main droite n'a pas la force nécessaire pour tenir une plume en la pressant contre l'index et le médius, mais est apte à tous ses autres mouvemens. Tremblement de la main droite à peine sensible, augmentant dès que le malade s'en occupe, et disparaissant presque lorsqu'il est distrait.

Observation septième. — Tremblement continuel de tous les doigts des deux mains, mais notamment du pouce et de l'index de la main droite. Ce tremblement augmente par l'application, par quelque préoccupation, ou par quelque impression, bonne ou mauvaise.

Traitement des maladies de la main et des doigts qui font le sujet des sept observations consignées dans ce travail.

Une maladie est traitée avec d'autant plus de fruit qu'on parvient à bien connaître ses causes, sa nature, ou, tout au moins, à bien suivre les traces de nos devanciers, si souvent heureux dans les applications pratiques de ce qu'on appelle dédaigneusement de l'empirisme. Mais dans l'occurrence où je me suis trouvé lors de ma première expérimentation, et où se sont trouvés les deux seuls médecins qui aient eu à traiter l'infirmité principale dont il est question (celle du pouce de la main droite), que savais-je? Que savaient mes honorables confrères d'outre-Rhin sur un fait pratique non encore étudié, qui n'avait encore été mentionné nulle part? Absolument rien. Et cependant, eux et moi nous sommes parvenus, à l'aide de moyens en apparence rationnels, à guérir momentanément, mais pendant une assez longue période de temps, une maladie dont la cause paraissait ne pas s'être tout-à-fait dérobée à nos investigations.

Qui ne croirait, en effet, que Stroméyer, que ce chirurgien si ingénieux du Hanovre, avait trouvé un moyen de guérison sûr et durable, lorsque, appelé auprès d'un jeune homme qui avait perdu la faculté d'écrire avec la main droite, depuis un an, il pensa, avec une forte apparence de raison, que cette perte de la faculté d'écrire était due à un spasme des petits muscles du pouce (ce sont ses expressions) qui ne se faisait sentir qu'au moment où il voulait se mettre à l'œuvre ; que l'acupuncture de ces muscles mettrait le malade en état de tenir la plume et de tracer quelques mots; qu'un séton, passé comme il l'indique, ferait recouvrer à ce malade le pouvoir de se servir de cette main pour l'écriture? — Qui ne croirait encore que le docteur Albert, traitant l'éditeur de la *Gazette médicale de Berlin* d'une maladie qui consistait dans un tremblement convulsif des trois premiers doigts de la main droite, et dans quelques autres phénomènes qui s'opposaient à ce qu'il pût écrire, qui ne croirait que ce médecin avait découvert un moyen infaillible de guérir cette infirmité, quand on voit qu'un cautère, placé à égale distance de l'acromion et de la septième vertèbre cervicale, fait cesser tous les phénomènes observés, et permet à M. Enslin d'écrire aussi facilement que jamais?

Assurément le traitement employé par nos deux confrères semblait promettre les plus heureux résultats, et cependant la cure obtenue par Stroméyer n'a duré que quatre mois, et celle du docteur Albert, bien qu'ayant persisté pendant deux ans, ne s'est pas maintenue.

Mon tour arrive enfin, et un monsieur (le sujet de la troisième observation) se présente à moi avec une maladie *nerveuse* du pouce de la main droite, offrant les particularités les plus curieuses. Une foule de moyens sont conseillés, quelques-uns amendent l'état du malade, et font recouvrer au pouce la presque plénitude de ses fonctions. Des rechutes fréquentes ayant lieu, et M. X.... ne voulant pas se soumettre à l'emploi des moyens, en apparenee si rationnels, auxquels avaient recouru les docteurs Albert et Stroméyer, je me décidai à comprimer le bras méthodiquement, ce qui réussit au-delà de mes espérances.

Tels sont les moyens quasi-rationnels à l'aide desquels on a traité la maladie des doigts que j'ai déjà signalée. Mais ces moyens n'ont procuré que des succès momentanés, et doivent être abandonnés, puisque j'ai obtenu des résultats bien autrement fructueux en recourant à un traitement fort simple.

TRAITEMENT.

Le moyen que j'ai imaginé pour remédier aux diverses infirmités de la main droite que j'ai signalées dans ce travail, est si simple, d'une application si facile, et fait obtenir de si bons résultats, que je n'ai pas hésité d'adresser ce travail à l'Institut, qui accueille toujours avec tant de bienveillance et souvent avec distinction tout ce qui porte le cachet d'une utilité bien démontrée.

Pour arriver aux fins que je me proposais, j'ai dû ne pas chercher à faire fonctionner les doigts, à leur rendre les mouvemens indispensables pour écrire, c'était chose impossible, mais bien *condamner momentanément ces appendices à l'immobilité* en les enlaçant, en les entourant de liens, en les garrotant mollement, qu'on me passe l'expression. Or, cette immobilité calculée des doigts devra paraître absurde de prime abord, quand, en réalité, elle est la condition indispensable, la condition *sine quâ non* du succès, ainsi que l'expérience me l'a démontré et le démontrera aux autres.

Pour écrire comme on le fait ordinairement, il faut que les trois premiers doigts de la main droite jouissent de toute leur liberté, de tous leurs mouvemens, de toute la prestesse qu'ils ont dans l'état normal ; il faut qu'un instrument passif, que la plume, soit tenue ferme par ces mêmes trois doigts. Sans ces conditions, sans cette réunion d'actes complexes, rapides, harmoniques et d'une grande précision tout à la fois, pas d'écriture possible. Eh bien ! dans les infirmités que j'ai laconiquement décrites dans ce travail, les mouvemens des appendices de la main sont ou intermittens, ou incomplets, ou tout-à-fait impossibles.

Puisqu'aucun des moyens employés jusqu'ici n'a pu remédier aux nombreuses infirmités des trois premiers doigts de la main droite, qui s'opposent à ce que les sujets qui en sont affligés puissent écrire, et en attendant qu'on découvre une médication propre à guérir ces infirmités et à faire recouvrer aux doigts la plénitude de leurs précieuses fonctions, j'ai, moi, usé d'un procédé qui est appelé, si je ne m'abuse, à rendre de véritables services.

Mon appareil consiste (*voyez la planche*) en un porte-plume, *fig.* 1, armé de deux vis de pression, et en deux cercles de caoutchouc, *fig.* 2 et 3, pourvus chacun d'une vis de rappel. Cet appareil, ainsi composé, s'adapte parfaitement et sans gêne aucune aux trois premiers doigts de la main droite, qu'il contraint à tenir la plume, ainsi que cela est représenté par la figure 4 de la planche. Comme les liens sont élastiques, et qu'on peut les serrer ou les desserrer à volonté en recourant au mécanisme si simple des vis de rappel dont ils sont pourvus, on peut écrire ayant les doigts ainsi fixés, mais d'une toute autre façon, il est vrai, que dans les conditions ordinaires. Les mouvemens très-rapides de flexion et d'extension n'étant pas possibles, force est d'écrire par des mouvemens de la main tout entière, par des mouvemens d'avance et de recul, qui s'opèrent dans l'articulation radio-carpienne, dans le poignet proprement dit. — Cinq ou six leçons et un peu d'application suffisent pour bien apprendre cette manœuvre.

On comprendra sans doute qu'à part le porte-plume, qui est indispensable, je peux remplacer les cercles de caoutchouc et leurs vis de rappel par des liens plats, d'une largeur donnée, souples, élastiques, pouvant être noués avec facilité et opérer à volonté la pression des doigts sur le porte-plume, afin que ce dernier soit tenu ferme, ne vacille pas et ne tourne pas sur son axe.

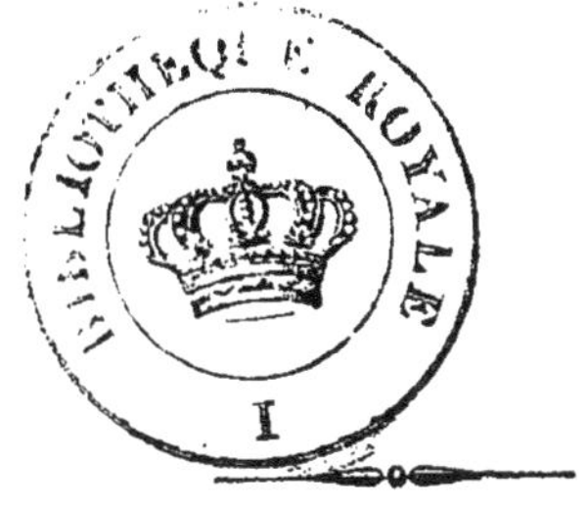

Fig. 1

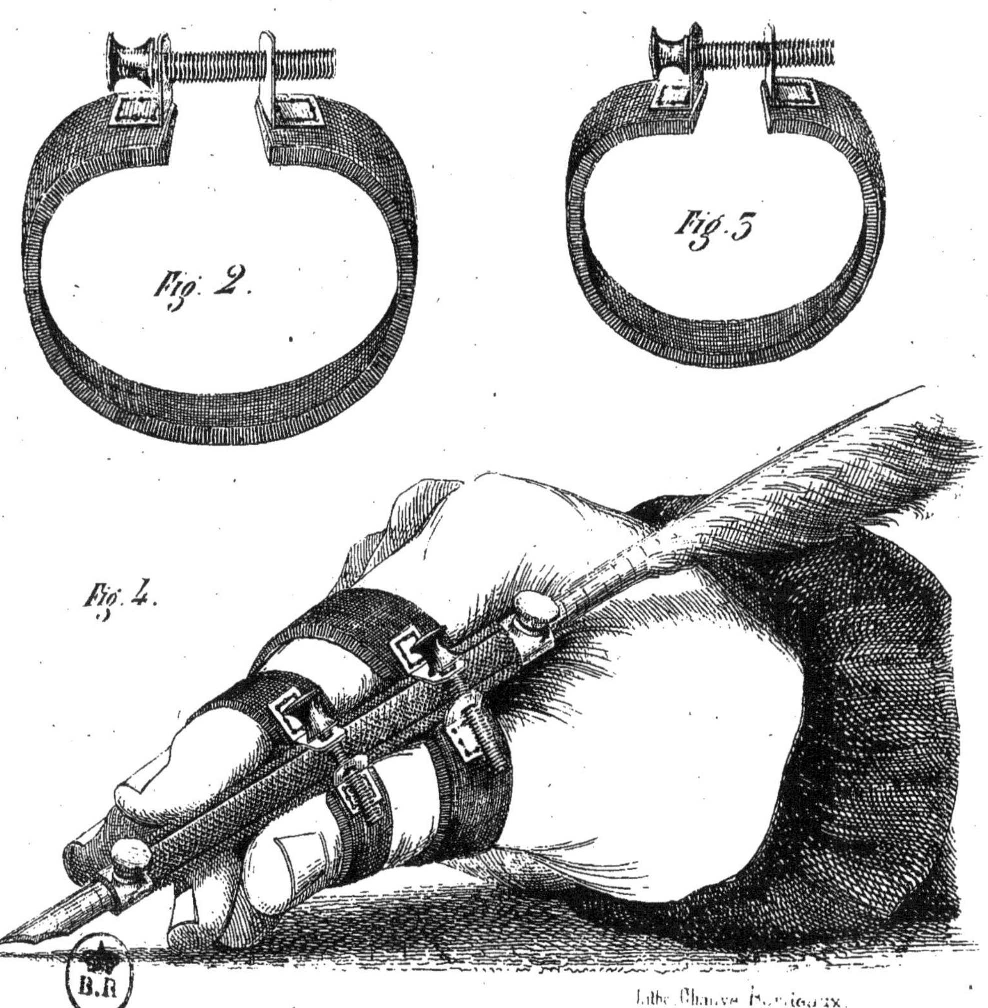

www.ingramcontent.com/pod-product-compliance
Ingram Content Group UK Ltd.
Pitfield, Milton Keynes, MK11 3LW, UK
UKHW020414220726
13923UKWH00004B/1946